动起来吧！
人体世界

十一点零五 编著

人民邮电出版社
北京

如何使用本书所配的 AR 应用

操作非常简单,你只需按下列步骤进行即可。

第一步:下载 APP

方法一: 扫描下方的二维码,将其下载到你的智能移动设备上。

方法二: 苹果设备用户可到 APP STORE,安卓系统用户可到应用宝,下载免费的"人体世界"APP。

扫描此二维码下载软件。

第二步:启动 APP

点击图标运行 APP 后,选择登录或直接使用 APP。进入下一页面后点击"开始使用"按钮。

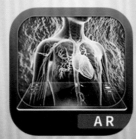

APP 图标

第三步:激活 APP

扫描下方的激活码(请在联网状态下使用),完成激活后,就可以用镜头对准本书的内容页开始互动啦!

扫描此激活码后方可使用。
一个激活码仅限 5 台设备使用,请妥善保管。

什么是增强现实?

增强现实(Augmented Reality,AR)技术是指通过带有摄像头的智能移动设备进行扫描,将真实的环境和虚拟的物体联结起来,从而获得超越现实的感官体验。

对智能移动设备有何要求?

系统要求:需要软件更新或操作系统版本升级,本产品需要与以下操作系统兼容。
● 苹果设备:iOS 9.0 及以上的版本。
● 安卓系统:Android 4.0 及以上的版本。

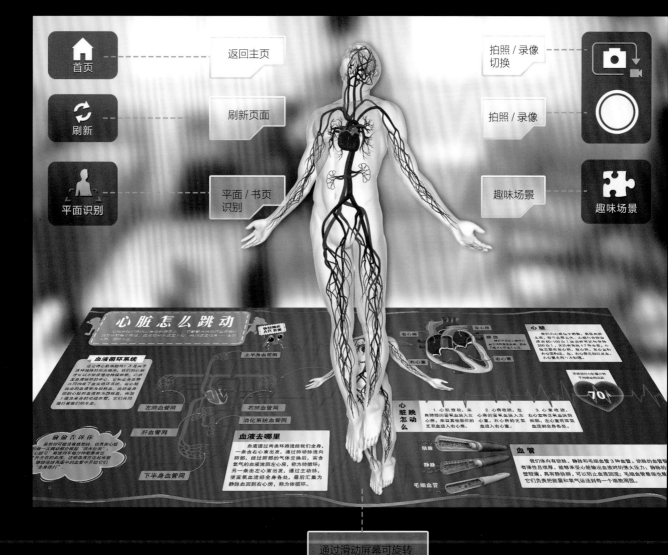

首页 — 返回主页

刷新 — 刷新页面

平面识别 — 平面 / 书页识别

拍照 / 录像切换

拍照 / 录像

趣味场景 — 趣味场景

通过滑动屏幕可旋转模型，二指可放大或缩小模型。

目录

人体由什么组成

人体就像一台构造精密的机器，由一个个极其微小的细胞组成。它们分工明确、配合默契，不断形成更大的集合，并最终构成了我们的身体。

本页有 AR 交互

"生命积木"

细胞被称为生命的"积木"，除了病毒之外，所有具有完整生命力的生物都是由它构成的。有些生物仅由一个细胞构成，比如细菌；而像人类这样的大家伙体内的细胞就得用万亿计算了。虽然各种细胞的形状不太一样，但它们的基本构造大致相同。

细胞质

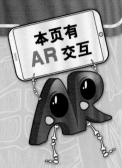

细胞膜

人体系统

我们的身体中有许多重要的系统，比如下面提到的这些，每个系统都包含一组维持生命必不可少的器官。各个系统需要协同工作才能维持我们的正常生活与成长。

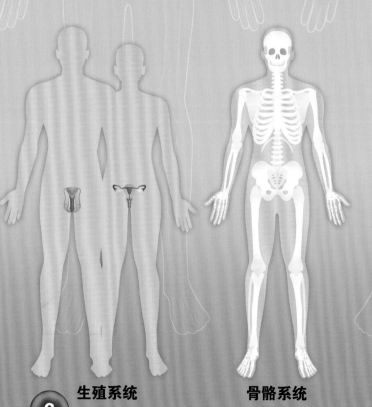

生殖系统　　　　　骨骼系统

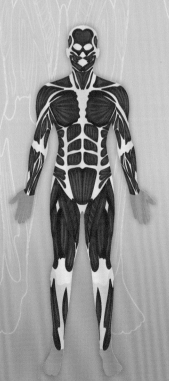

肌肉系统

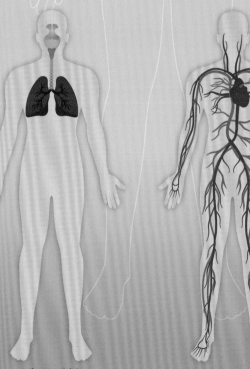

呼吸系统　　　　血液循环系统

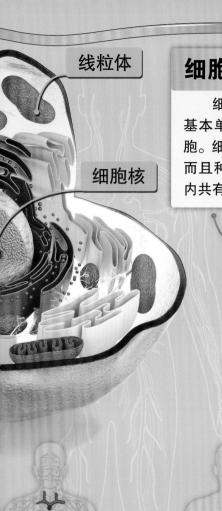

线粒体

细胞核

细胞

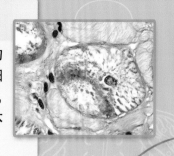

细胞是构成人体的基本单位，比如心肌细胞。细胞不仅数量庞大，而且种类繁多，我们体内共有 200 多种细胞。

器官

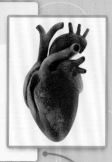

当不同的组织按照一定的次序连接起来，共同完成一项具体的工作时，就被称为器官，比如心脏。

组织

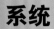

形态相似,结构、功能相同的细胞联合在一起形成的细胞群叫作组织，比如心肌组织。

系统

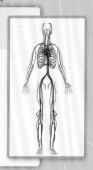

能够共同完成一种或几种生理功能的多个器官或组织按照一定的次序组合在一起就构成了系统，比如血液循环系统。

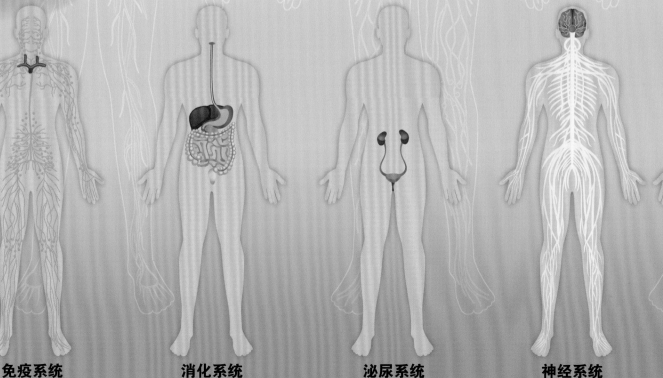

免疫系统　　　　消化系统　　　　泌尿系统　　　　神经系统　　　　内分泌系统

为什么我们长得不一样

我们都是由一个细胞发育而来的，为什么性别、长相、身高等会不一样呢？原来这是因为细胞核中一种叫作 DNA 的遗传物质在起作用，除了同卵双胞胎可能一致外，每个人的 DNA 都不一样。

本页有 AR 交互

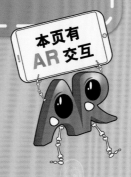

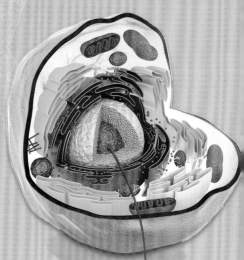

"DNA 旋梯"

细胞中有各种细胞器，其中最大、最重要的当属细胞核了，细胞核里有一些携带遗传信息的物质——脱氧核糖核酸，也就是我们常说的 DNA 分子。两条 DNA 分子长链相连缠绕，就像一座旋梯，这就是 DNA 分子最广为人知的双螺旋结构了。

是男孩还是女孩

我们从爸爸妈妈那里分别继承了 23 条染色体，组成了 23 对（46 条）染色体。其中有两条很特殊的染色体——X 染色体和 Y 染色体，它们决定着我们的性别。女孩有两条 X 染色体，而男孩有一条 X 染色体和一条 Y 染色体。

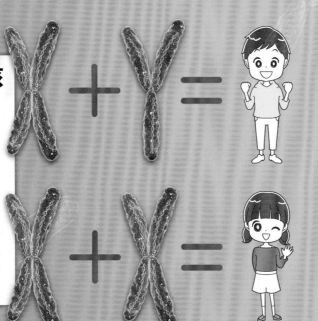

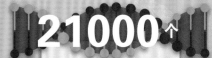

21000 个

人体内蛋白质编码基因的总数下限

染色体、DNA 与基因

提到遗传物质时，你会想到什么？是染色体、DNA 还是基因？其实染色体是指那些在细胞分裂过程中出现的由遗传物质构成的紧密 X 形结构，而 DNA 就是载有这些遗传信息的双螺旋长链，基因则是指 DNA 长链中的某些特定片段。

基因控制特征

我们都会受到基因的控制，每个人都从父母那里遗传了一份自己的 DNA，但其中只有 3% 左右的特定片段称为基因。每对染色体上相同位置的基因叫作等位基因，它们控制的是同一性状，可分为显性和隐性两种，比如双眼皮（显性）和单眼皮（隐性）就由一组对应的等位基因控制。

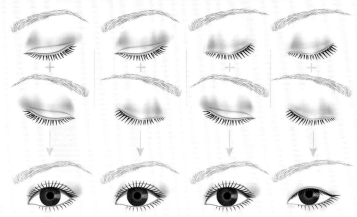

针对某一形状，如果你有一个或一个以上的显性基因，那么你将呈现出显性基因的特征；当你有两个隐性基因时，你会呈现出隐性基因的特征。

人种的区别

我们常常说中国人是黄种人，除此之外，按照肤色等社会因素划分，全世界还有黑色、白色和棕色等几个主要人种，每个人种都有一些自己的特征。

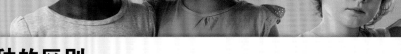

黑色人种：皮肤多呈黑色；头发黑而弯曲，紧贴头皮；身高悬殊，体毛较少。

棕色人种：肤色较深，直发或卷发，身材中等或较矮，体毛较多。

白色人种：肤色较浅，发色多样，身材较高，鼻梁高，体毛多。

黄色人种：皮肤呈黄色，头发黑而直，身材中等，面部扁平，体毛中等。

我们从哪里来

你曾问过妈妈爸爸你是从哪里来的吗？他们是怎样回答的呢？其实我们每个人都是从一个受精卵发育而来的。让我们一起回到妈妈的肚子里，重新走一遍那段旅程，看看我们从哪里来，以及我们是怎么来的。

本页有 AR 交互

卵子

女性的性细胞称为卵子，是人体中最大的细胞。女性一般每个月排出一个卵子，如果它和精子结合，就会形成受精卵。

卵子细胞核中包含由 DNA 组成的遗传物质。

细胞膜是保护细胞内部结构的外膜，一旦卵子受精，外膜便会增厚，阻止其他精子进入。

卵子透明带是一层包裹细胞膜的糖蛋白外壳，能够吸引精子。

输卵管　**子宫**　**受精卵**　**卵子**　**卵巢**

0.2 毫米
1.05 微克

前两周
受精过程发生在输卵管中。精子和卵子一旦结合就会开始发育，并向子宫移动，最终在里面"安营扎寨"。

4 毫米
0.03 克

前三周
受精卵在子宫里不断发育，但还未呈人形，只能称为胚胎。此时形成了三层胚胎结构，每一层都将形成不同的器官。

前五周
我们长出了腿和胳膊的雏形，面部器官虽未完全形成，但已经可以辨认了。神经、肌肉系统也有所发展。

10 毫米
0.05 克

16 毫米
0.5 克

第六周
几乎所有的内脏器官都已经出现了，我们开始在羊水中自由活动，不过尾巴好像突然不见了。

10 厘米
45 克

第 3 个月
这时候的我们已经初具人形可以称为胎儿了，不过都是"大头宝宝"，头部能占到整个身体的 1/3 呢。

精子

男性的性细胞称为精子，是人体中最小的细胞之一。数以百万计的精子会共同竞争一个卵子，最终只有一个精子能"获得胜利"。

第 10 个月

我们已经做好随时来到这个世界上的准备了。即便如此，当脐带被剪断，第一次需要自己呼吸时，我们还是会很不爽地大哭一场！

偷偷告诉你

大多数妈妈一次只能生一个宝宝，但若受精卵一分为二变成两个胚胎（同卵双胞胎），或者妈妈碰巧排出了两个卵子并分别形成了受精卵（异卵双胞胎），就会一次生出两个宝宝。在某些情况下，还会出现多胞胎，生出三个或更多的宝宝。

第 9 个月

我们会自己调整姿态，头朝下，准备出生了。万一你是急性子，等不及要出来，那么也能生存，不过还是耐心等一下吧。

60 厘米
3 千克

精子头部包含由 DNA 组成的遗传物质。

灵活而细长的尾部，能帮助精子向卵子运动。

35 厘米
2.5 千克

第 8 个月

这个时候的子宫可真挤啊！我们能看到东西了，如果有一些光从妈妈的肚子里照过来，我们会好奇地追着看呢。

精子中部含有线粒体，以提供精子运动所需的能量。

30 厘米
1.5 千克

第 7 个月

我们的皮肤像老头子一样没能展开，所以整个人皱皱的，不好看。不过，我们已经开始练习呼吸为出生做准备了。

25 厘米
1 千克

第 6 个月

这个月我们的体重增加得很快，而且可以分得清爸爸妈妈的声音了。虽然大多数时间我们都在睡觉，但如果醒了，还是很乐意和外界交流的。

20 厘米
500 克

第 5 个月

这一阶段大多数内脏器官都发育成熟了，我们也能听到更多外界的信号了，更加爱动，还喜欢拽着脐带玩耍。

5 厘米
50 克

第 4 个月

我们的脸已经完全发育成型了，妈妈将第一次感受到我们的活动。随着我们的体型增大，妈妈的肚子开始渐渐向前隆起了。

骨骼有什么作用

骨骼由活化细胞、神经和血管组成，在我们的一生中，骨骼会一直再生。它们不仅十分坚固，而且还很轻巧。猜一猜，你全身的骨骼有多重呢？

本页有 AR 交互

最小的骨骼

镫骨是三块听小骨之一，位于颅骨内，它是我们身体中最小的骨骼。

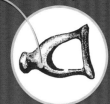

206块

人体发育完全后的普遍骨骼数量

骨骼的重要性

摸摸看，是不是很容易就能感觉到骨骼的存在呢？很难想象没有骨骼我们是什么样子。其实骨骼并不是很重，只占体重的 20% 左右，但它们能够支撑身体，让我们自由移动。它们不仅决定着身体的结构和外形，保护着内脏和大脑，而且每天能制造数十亿个血细胞，还能够储存矿物质呢。

偷偷告诉你

你有没有好奇过为什么当我们掰手指或活动颈椎时身体会发出一些响声呢？这是由于关节之间充满了起润滑作用的关节液，它会溶解一些气体，当我们做某些动作时，气体被迅速释放，同时关节液又快速涌入，于是就发出了响声。

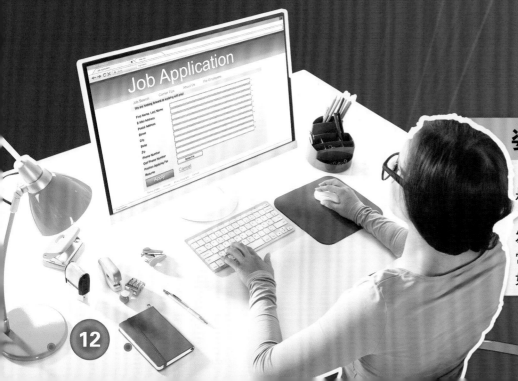

姿势正确很重要

我们刚出生的时候全身有 300 多块骨骼，其中大多数是软骨。随着年龄的增长，骨骼逐渐变粗、变硬，有些还会长在一起，慢慢长成成人的骨骼。现在的我们正处于发育的黄金时期，为了之后能长得高，保持形体优美，平常就要多注意身体姿势，经常提醒自己做到"站如松，坐如钟，行如风，卧如弓"。

关 节

　　在你的体内，每当两块或两块以上的骨骼相遇时，就
会形成关节，它们有的直接相连，有的通过韧带相连，
有的固定不动，有的则可以自由活动。我们的身体
里有许多关节，其中大多数是可以活动的，这些
能活动的关节还可以分为不同的类型。

膝关节是人体
内最大的关节。

骨骼受伤了

　　手指、手腕和上肢是最容易发生骨折的地方，一旦骨骼
受伤，医生就会把断骨固定在正确的位置上，若情况很
糟糕，还需要借助金属板和金属钉来固定。之后的愈
合任务就交给骨骼了，骨细胞会加速产生，借助强
大的再生能力，就能将受伤的骨骼修补好了。

最大的骨骼

　　股骨就是我们常说
的大腿骨，它是人体中
最大、最长的骨头。

骨骼占全身重量的
百分比

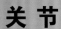

20%

人体内有多少块肌肉

从简单的眨眼到复杂的身体动作，以及不需要你有意识控制的心脏跳动和肠胃蠕动等，我们每天要做大量的动作，这都离不开肌肉的帮忙。伸伸胳膊，动动腿，有没有感觉到肌肉的存在呢？

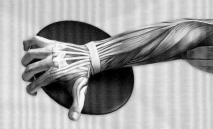

肌肉的重要性

肌肉是由可收缩的肌肉细胞构成的，人体大约40%的重量都来自肌肉系统。有些肌肉会受你的意识控制，帮助你的骨骼移动位置；有些肌肉虽不受你的意识控制，但它们可以自主工作。正因为这些肌肉的存在，人体才能正常运转。

最大的肌肉

臀大肌是人体内体积最大的肌肉，它收缩时能带动大腿运动。

肌原纤维

肌 肉

肌 丝

骨骼肌如何工作

不同于心肌或肠胃等处的平滑肌，骨骼肌会接受你意识的控制，帮助你完成你想做的动作。骨骼肌由几百个成束的肌肉纤维细胞组成，每根肌肉纤维又是由更小的肌原纤维和肌丝组成的。当肌丝一起滑动时，所有的肌肉纤维都会缩短，继而带动整块肌肉收缩，最终拉动骨骼运动。

639 块

人体内骨骼肌的大致数量

肌肉束

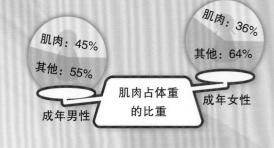

肌肉：45%
其他：55%
成年男性

肌肉：36%
其他：64%
成年女性

肌肉占体重的比重

最小的肌肉

镫骨肌在耳内，是人体内最小的肌肉，它支撑着人体内最小的骨头——镫骨。

偷偷告诉你

我们的面部有 44 块肌肉，它们通过不同的运动方式，可以形成无数种表情。其中最繁忙的是眼部肌肉，每天大约要完成 10 万次运动，而力气最大的是下颌处的咬肌。

肌肉也需要休息

你曾坐着睡着过吗？当我们醒着时，颈部和背部的一些肌肉会一直工作，帮助我们保持直立姿态。但当我们睡着时，肌肉也就跟着休息了。放松后的肌肉变得软软的，支撑不住头部，所以在坐着睡觉时，头就自然垂下来了。

肌肉的类型

人体内的肌肉分为 3 种类型，下面是它们在显微镜下展现出的图像。

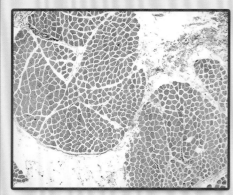

骨骼肌

骨骼肌又称横纹肌或随意肌，它们在肌腱的帮助下附在骨骼上，通过收缩带动骨骼运动。

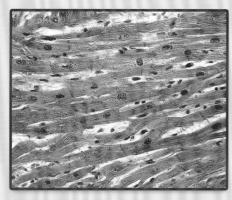

心肌

心肌是最勤劳尽职的人体组织之一。在你生命中的每一天，心肌都会不停地收缩，以保持心脏持续跳动。

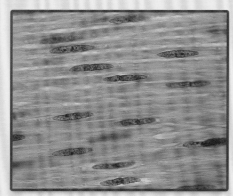

平滑肌

平滑肌可以在你无意识的情况下完成某些工作，比如胃部的某些肌肉可以蠕动消化食物。

一天呼吸多少次

并没有人教过我们如何呼吸，我们生来就会。人类的生存离不开氧气，一吸一呼，正是这个平常到我们经常忽略的动作维持着我们的生命。

呼吸的重要性

我们体内的细胞既需要持续地得到氧气的供应，也需要不停地将代谢产生的二氧化碳排出，这都需要呼吸的帮助。幸运的是，我们并不需要每时每刻思考自己是该吸气还是该呼气，我们的身体会自发地进行气体置换。

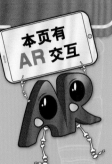

本页有
AR 交互

偷偷告诉你

除了呼吸之外，有时我们的肺和气管还会搞些大动静出来，比如打个哈欠，打个喷嚏，咳嗽一声，或者打个嗝……不过这些动作是不会在你睡着做梦的时候出现的，因为那时你的大部分肌肉都处于麻痹状态。

肺泡如何工作

肺泡是细支气管末端膨胀形成的囊状结构，它们位于肺部深处，这里是气体交换的主要场所。成人的体内大约有 70 亿个肺泡。肺泡表面布满了毛细血管，血液流经这里时会释放二氧化碳，吸收氧气。此后，二氧化碳随着其他气体被呼出，氧气则通过红细胞被运送到全身各处。

呼吸过程

1. 空气从鼻腔或口腔进入体内，鼻腔可以清洁、温暖和湿润空气。

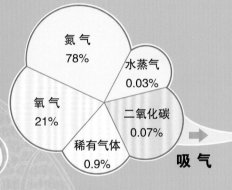

氮气
78%

水蒸气
0.03%

氧气
21%

二氧化碳
0.07%

稀有气体
0.9%

吸气

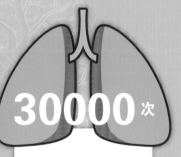

30000^次

一天中你呼吸的
大概次数

吸气时膈肌和肋间肌收缩，胸腔变大，气体进入体内。

2. 空气经过咽部时，这里的扁桃体会拦截、处理病毒等微生物。

4. 空气到达气管，气管由大量环状软骨构成，是气体入肺的通道。

6. 在肺泡中气体完成交换，氧气进入血液，二氧化碳进入肺泡。

3. 空气到达喉部，喉部的上端是会厌软骨，可以防止食物误入气管。

5. 空气在胸腔中通过支气管和细支气管到达气体交换场所——肺泡。

7. 此后气体反向通过各个呼吸器官，最终被排出体外。

鼻腔

咽部

喉部

气管

支气管

细支气管

肺泡

肺

膈肌

稀有气体 0.9%

氮气 78%

水蒸气 4%

氧气 16%

二氧化碳 1.1%

呼气

平均肺活量 成年男性

平均肺活量 成年女性

5000
4500
4000
3500
3000
2500
2000
1000

0 毫升

肺活量

你测过肺活量吗？肺活量是指我们深吸一口气后尽力呼出的气体体积，是评估肺部功能时既客观又直观的指标。不同年龄和性别的人的肺活量也有所不同，一般来说，男性的会高于女性，但肺活量是可以变化的。多多运动、挺胸抬头、做深呼吸，这些都有助于增加肺活量。当你的身体越强壮时，肺活量也会越大。

呼气时膈肌和肋间肌松弛，胸腔变小，气体被排出体外。

心脏怎么跳动

心脏是我们体内最重要的器官之一，它勤勤恳恳地将血液输送到身体的每个角落。血液循环从这里开始，再到这里结束……生命不息，循环不止。

本页有 AR 交互

血液循环系统

还记得心肌细胞吗？正是由于这种独特的肌肉细胞，我们的心脏才可以不知疲倦地持续跳动。心脏是血液循环的中心，它和全身血管共同构成了血液循环系统。由心脏流出的血液称为动脉血，流经全身回到心脏的血液称为静脉血，再加上遍及全身的毛细血管，它们共同维持着我们的生命。

上半身血管网

左肺血管网

右肺血管网

消化系统血管网

肝血管网

偷偷告诉你

虽然你可能没有感觉到，但其实心脏的每一次跳动都会掀起"滔天巨浪"。"心脏号"高速列车每分钟都要泵出4.7升左右的血液。这些血液在连起来能够绕地球两圈半的血管中开始它们的"全身旅行"。

下半身血管网

血液去哪里

血液通过两条环路流经我们全身，一条由右心室出发，通过肺动脉流向肺部，经过肺部的气体交换后，富含氧气的血液流回左心房，称为肺循环；另一条由左心室出发，通过主动脉，使富氧血流经全身各处，最后汇集为静脉血回到右心房，称为体循环。

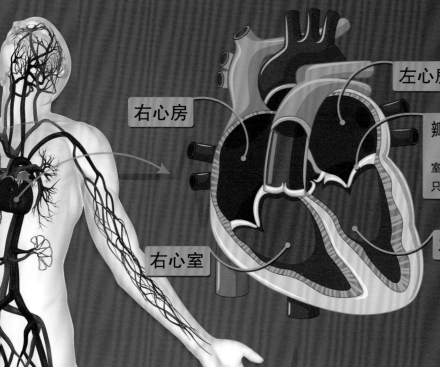

右心房

左心房

瓣 膜

瓣膜控制着心房和心室之间的血液流动，血液只能从心房进入心室。

右心室

左心室

心 脏

我们的心脏位于胸部，夹在两肺之间，有拳头那么大。心脏每分钟会跳动 60~100 次（运动时可达每分钟 200 次），大约会泵出 4.7 升血液。心脏主要由左心房、右心房、左心室和右心室构成，左、右心房之间以及左、右心室之间互不相通。

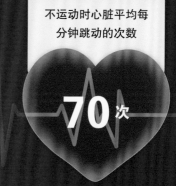

不运动时心脏平均每分钟跳动的次数

70 次

心脏跳动怎么

1. 心肌放松，来自肺部的富氧血进入左心房，来自其他部位的乏氧血进入右心房。

2. 心房收缩，左心房的富氧血进入左心室，右心房的乏氧血进入右心室。

3. 心室收缩，右心室将乏氧血送到肺部，左心室将富氧血送到全身各处。

动脉

静脉

毛细血管

血管

我们体内有动脉、静脉和毛细血管 3 种血管。动脉的血管壁具有弹性且很厚，能够承受心脏输出血液时的强大压力；静脉的血管壁较薄，具有静脉瓣，可以防止血液回流；毛细血管最细也最脆弱，它们负责把能量和氧气运送到每一个细胞周围。

血液里面有什么

你知道吗？正是因为有血液在身体里流动，我们的皮肤才会显示出淡淡的粉红色。可是血液为什么是红色的？它又是由什么组成的呢？

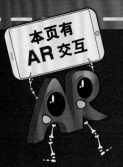

本页有 AR 交互

血细胞大军

血液的重要性

血液是一种液体组织，由血浆和数以万亿计的血细胞（包括红细胞、白细胞和血小板）构成。血细胞漂浮在血浆中，随着心脏的收缩，在全身血管内不断地循环。每天每一滴血都要流经你的身体几千次，血液可以输送氧气和养料，带走代谢废物，均匀分配热量，保持体温恒定，抵御病原体，愈合伤口……

血液占全身重量的百分比

7%

血液的组成

血液中 55% 的成分是血浆，这是一种清亮的液体，其中绝大部分是水，剩余部分是蛋白质等营养物质。血液中剩下的 45% 则由红细胞、白细胞和血小板这些血细胞组成，其中红细胞中含有一种叫作血红蛋白的蛋白质，也正是因为它的存在，血液才会呈现红色。

血浆
白细胞血小板
红细胞

分离前　分离后

血型

当我们生病或受伤导致大量失血时，就可能需要进行输血治疗。人类血型主要分为 A 型、B 型、AB 型和 O 型 4 种，每个人都有自己的血型。由于每种血型的血液中携带着不同的抗原和抗体，所以我们输血时必须输入相同类型的血液。但万一情况十分紧急，有些血型可以接收少量的特定类型的血液，不过有些血型绝对不能接收其他类型的血液。你是哪种血型，能给哪种血型的人输血，又能接收哪种血型的人的输血呢？

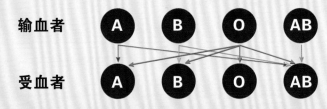

输血者　(A)　(B)　(O)　(AB)

受血者　(A)　(B)　(O)　(AB)

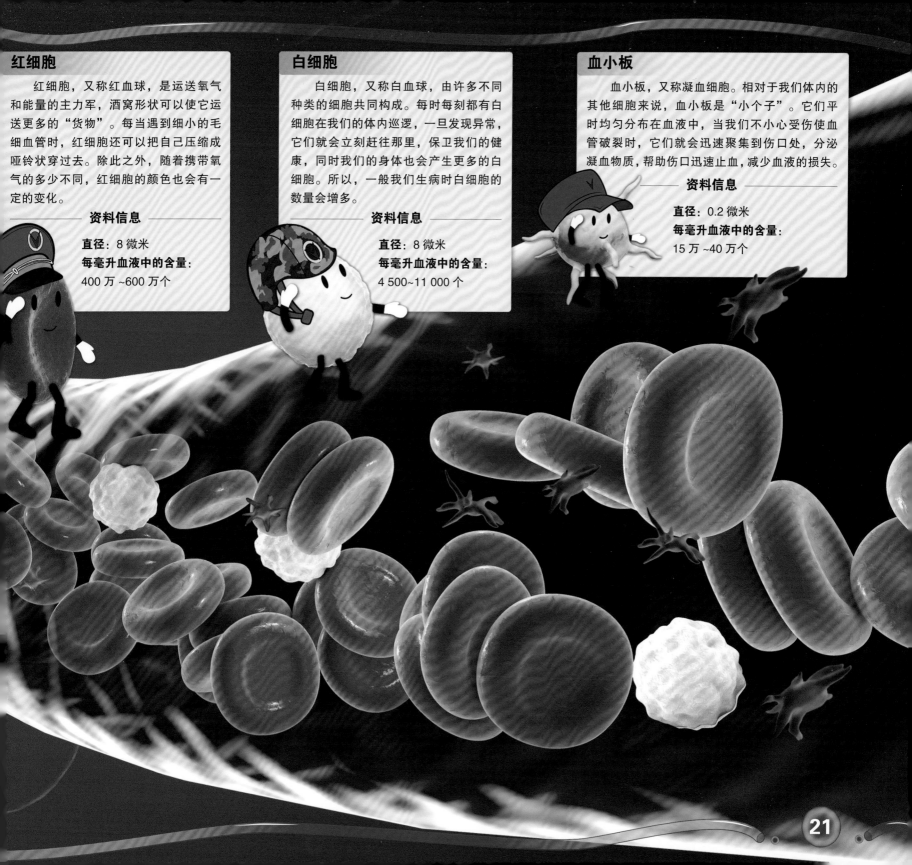

红细胞

红细胞，又称红血球，是运送氧气和能量的主力军，酒窝形状可以使它运送更多的"货物"。每当遇到细小的毛细血管时，红细胞还可以把自己压缩成哑铃状穿过去。除此之外，随着携带氧气的多少不同，红细胞的颜色也会有一定的变化。

——— 资料信息 ———

直径： 8 微米
每毫升血液中的含量：
400 万 ~600 万个

白细胞

白细胞，又称白血球，由许多不同种类的细胞共同构成。每时每刻都有白细胞在我们的体内巡逻，一旦发现异常，它们就会立刻赶往那里，保卫我们的健康，同时我们的身体也会产生更多的白细胞。所以，一般我们生病时白细胞的数量会增多。

——— 资料信息 ———

直径： 8 微米
每毫升血液中的含量：
4 500~11 000 个

血小板

血小板，又称凝血细胞。相对于我们体内的其他细胞来说，血小板是"小个子"。它们平时均匀分布在血液中，当我们不小心受伤使血管破裂时，它们就会迅速聚集到伤口处，分泌凝血物质，帮助伤口迅速止血，减少血液的损失。

——— 资料信息 ———

直径： 0.2 微米
每毫升血液中的含量：
15 万 ~40 万个

人体"守护神"

除了血液循环系统，人体内部还有另一个很重要的循环系统——淋巴系统。它是人体免疫系统中最重要的组成部分，是人体健康的"守护神"。

扁桃体

扁桃体是口腔后侧的一对小小的淋巴器官，能及时发现并消灭病原体。

淋巴系统

淋巴系统由淋巴、淋巴结和淋巴管组成。淋巴也称淋巴液，本质上是过剩的血浆。部分血浆从血液中渗出，分布在细胞间隙中，获得细胞或组织生产的各种物质，再经过毛细淋巴管的重吸收作用进入淋巴管和淋巴结。淋巴系统一方面可以过滤通过的液体，将干净的液体传送给心脏；另一方面产生免疫细胞，攻击、清除有害物质。

胸腺、脾脏和扁桃体等都是重要的淋巴器官，骨髓和肝脏也能生产免疫细胞。

胸腺

胸腺是重要的淋巴器官，它是人体内最先开始衰老的器官。

偷偷告诉你

免疫系统在抵抗外来侵略者的同时也时刻关注着我们身体内部的情况，不断将受伤、死亡的细胞清理干净。万一哪个细胞有成癌的风险，免疫系统也会迅速将其消灭。但并不是免疫力越高就越好，万一免疫系统错误地攻击了正常的细胞，也是非常危险的。

为什么会感冒

我猜你一定感冒过，鼻塞流涕，有时还会发烧，可真不舒服。可是，我们为什么会感冒呢？穿得太少着凉了，压力太大了，身体锻炼过度了……其实这些都不是最主要的原因，感冒主要是由感冒病毒引起的。当我们着凉或过度劳累时，免疫系统的功能会下降，容易被病毒入侵，所以就很容易感冒了，而你感觉不舒服其实是由于免疫系统正在和病毒拼死作战！

人体防线

虽然周围有无数的细菌、病毒，但我们能健康地生活，这主要得益于免疫系统的三道防线。

脾 脏

脾脏是人体中最大、最主要的淋巴器官。

过敏

免疫系统帮助我们抵抗无数的细菌、病毒，但它们有时也会小题大做，对那些并不会对我们的身体产生危害的异物大打出手，于是就会出现各种过敏反应，但并不是所有人都会过敏。除了遗传等原因，科学家们认为过分追求清洁也是容易过敏的原因之一。城市孩子过敏的概率是农村孩子的 2~3 倍。

第一道防线

皮肤和黏膜是保卫人体的第一道防线，它们能阻挡、清除大多数病原体（泛指所有可能导致疾病的生物及非生物）的入侵。

第二道防线

体液中的杀菌物质和吞噬细胞是保卫人体的第二道防线。溶菌酶在泪液、唾液和血浆中广泛分布，吞噬细胞则能将病原体包围、消化、分解。

第三道防线

万一前两道防线"失守"，免疫系统就开始对症下药了，会针对具体的病原体训练专门的"作战部队"（抗体），逐个击破它们。胜利后还会保留小部分的记忆胞，万一这种病原体再次入侵，免疫系统就可以迅速识别并击败它了。

疫苗就是将改造过的较弱的病原体注入我们的身体，让免疫系统做好准备，这样当真正的病原体入侵时，我们的免疫系统就能迅速地打败它了。

消化器官有哪些

我们的身体必须有足够的能量才能成长和运动，这些能量都来自我们日常的食物，而那些美味的食物是通过哪些器官被人体吸收的呢?

营养需要分解

人体所需的营养来自食物，但并不仅仅是吃下去就可以了。我们的身体只能吸收单糖、脂肪酸和氨基酸（分别为糖、脂肪和蛋白质的基本构成单位），而食物中营养成分的分子一般都太大了，所以想要吸收的话，还需要经过消化器官漫长的消化。

偷偷告诉你

你知道除了不能消化吸收的食物残渣外，我们的粪便中还有什么吗? 说出来一定吓你一跳，其实我们的粪便中大约50% 都是细菌，而且部分还是有害的细菌。所以，大便后一定要记得洗手哦!

酶

你听说过酶吗? 这是一种生命维持或生命活动所不可缺少的、具有催化功能的蛋白质，它能加速化学反应进行。不仅是我们的消化过程，我们身体里发生的各种反应几乎都是在酶的催化下进行的，可以说没有酶也就没有我们的生命。

口腔

牙齿和舌头将食物切碎、混合，唾液开始分解食物中的淀粉。

食道

通过肌肉的挤压，食道将食物从咽部送到胃部。

胆囊

肝脏分泌的胆汁储存在胆囊中，胆汁进入小肠，能将脂肪转化成小微粒。

大肠

大肠接收含水量很大的食物残渣，在吸收水、无机盐和维生素后，将粪便排出体外。

阑尾

阑尾曾被认为没有功能，但近年来的研究显示，阑尾可能是免疫系统的一部分。

咽部

咽部的会厌软骨会在人体吞食食物时关闭，防止食物进入气管。

肝脏

肝脏能加工、储藏和制造多种物质，血液中的营养成分和其他物质都是由肝脏加工的。

胃部

胃部分泌的多种胃酸和酶与食物接触，通过胃壁的收缩将食物加工成糊状，并持续将其缓慢地释放到小肠中。

胰腺

胰腺会分泌消化酶，含消化酶的胰液进入小肠后会加速碳水化合物、蛋白质和脂肪的分解。

小肠

小肠分为三部分，在胰液和胆汁的帮助下，吸收食物中的营养物质。

胃壁由按直、环、斜三种不同角度排列的肌肉组成。

在肝脏的血液供应中，80% 来自肝门静脉。

小肠内壁上布满了小肠绒毛。

胃

胃位于膈肌下方，自上而下是消化系统在腹腔内的第一部分。胃不仅弹性十足，进食之后能扩大到原来的 20 多倍，而且还能分泌胃液，分解食物中的营养成分。不过胃是个很有"个性"的器官，它一般"油盐不进"，几乎不吸收任何营养物质。

肝脏

肝脏位于胃的上方，不仅是人体内仅次于皮肤的第二大器官，也是人体内最大的腺体。除此之外，肝脏是个全能型的器官，它能够完成近 500 种不同的功能，不仅能够加工、储藏和产生包括营养物质在内的许多物质，还能对年老体弱的红细胞进行回收再利用。

小肠

小肠位于腹腔，是消化系统中最长、最重要的部分。小肠盘踞在我们的身体里，有大约 7 米长，如果把它拉直，几乎是成年人身高的 4 倍。而且小肠内部还有许多绒毛，数以百万计的绒毛使小肠拥有巨大的表面积，可以吸收大部分营养物质。

一次消化需要多久

食物从口腔进入我们的身体，通过一个个消化器官，最终营养物质被我们吸收，废物残渣则被排出体外。这是一个重要而又漫长的过程。

本页有 AR 交互

平衡饮食

我们的生长和发育、身体的维护和修复都离不开营养的持续供应，不过每种食物中含有的主要营养成分是不太一样的，所以，为了保持健康，我们吃东西的时候还要注意食物的种类和搭配。

谷物
我们平常吃的主食中含有大量的淀粉，它们被分解成葡萄糖后由人体吸收。葡萄糖是人体所需能量的主要来源。

蔬菜和水果
蔬菜和水果中含有大量的矿物质和维生素，它们可以维持人体细胞的正常运转。

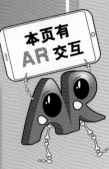

富含蛋白质的食品
蛋白质是细胞生长和修复必不可少的原料，鱼、肉、蛋类、豆类和坚果中都含有丰富的蛋白质。

甜食
巧克力和糖果等甜食会让人心情愉快，但其中含有许多脂肪，所以只能吃一点点哦。

奶制品
奶制品中含有大量的钙，钙是维持骨骼和牙齿强健的重要元素，一般和维生素 D 一起被人体吸收。

00:00:00
食物进入口腔，在牙齿、舌头和唾液的共同作用下被咬碎、浸润。

00:00:10
经过咀嚼，食物变得破碎、湿润，再经过吞咽进入食道，到达胃部。

03:00:00
食物在胃部要经过近 3 小时的消化，被挤压、分解成乳脂状物质，然后离开胃部。

06:00:00
食物到达小肠中部，大部分营养物质都会在这里被吸收。

08:00:00
小肠几乎不吸收水分，食物中的水分和不能分解的食物残渣会一同离开小肠。

20:00:00
肠道内剩余的物质会在大肠内停留 12~18 小时，让大肠慢慢吸收其中的水分。

24:00:00
进食后 20~44 小时内，逐渐由液态转为半固态的食物残渣将进入直肠，最终被排出体外。

细菌小伙伴

　　虽然很多人都"谈菌色变"，但其实并不是所有的细菌都会让我们生病，许多栖息在肠道中的细菌是对我们的身体有益的益生菌。它们一方面可以帮助我们消化、吸收、合成某些重要的营养成分；另一方面还可以帮助我们抵御有害菌的侵害，预防和治疗某些疾病！我们能健康地生活，离不开这些细菌小伙伴的帮助！

180 千焦/100 克
葡 萄

234 千焦/100 克
猕猴桃

297 千焦/100 克
柿 子

812 千焦/100 克
苹 果

180 千焦/100 克
橙 子

香 蕉

92 千焦/100 克
小番茄

381 千焦/100 克

热 量

　　说起食物，度量热量的焦耳应该是一个人们耳熟能详的单位。1克水的温度升高1摄氏度所需的热量为4.2焦耳，人们可以用焦耳衡量所有食物的热量。但要注意，并不是你吃下含100焦耳热量的食物就能获得100焦耳能量，毕竟消化食物也要耗能，而且每个人的吸收能力也不同。

如何排出体内废物

我们的身体在不断吸收氧气和营养成分维持我们的生长与生活的同时，也产生着许多对人体无益的废物。那么，如何将它们排出我们的身体呢？

排出废物

每时每刻都有大量的细胞在我们的身体里辛勤地工作，它们有的忙着输送氧气，有的忙着抵御"外敌"，还有的忙着吸收营养……在辛勤工作的同时，它们也会产生一些代谢废物，再加上那些对人体无益的物质，我们的体内有很多废物等着排出呢！

新陈代谢

我们经常听到"新陈代谢"这个词，到底什么是新陈代谢呢？其实我们需要从环境中摄取营养物质并将其转变成自身的组成成分，同时将自身原有的组成成分转变为废物排到环境中，这个不断更新的过程就是新陈代谢。身体中全部有序的生物化学活动都属于新陈代谢，如心脏的跳动、体温的保持、呼吸的进行……

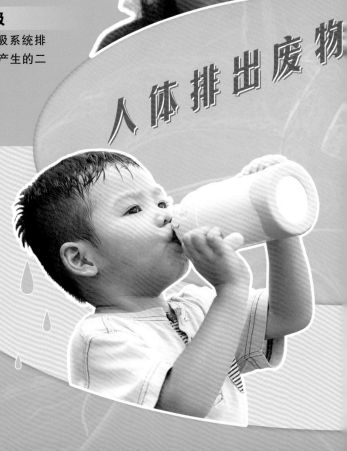

人体排出废物

呼 吸

通过呼吸系统排出细胞代谢产生的二氧化碳。

出 汗

通过皮肤汗腺排出水分和无机盐，保持人体温度正常。

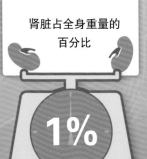

肾脏占全身重量的百分比

1%

肾单位

肾单位是指肾的功能单位，包括肾小体（又包括肾小球和肾小囊）和肾小管，每个肾脏中约有 100 万个肾单位。

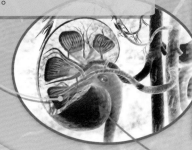

神奇的 "豆子"

我们的身体里有两颗神奇的 "豆子"——肾脏，它们和输尿管、膀胱、尿道一起组成了泌尿系统。肾脏不仅可以过滤和净化血液，而且能调节血压，增加骨骼中红细胞的产量（通过释放一种激素），甚至还能活化你晒太阳后皮肤内生成的维生素 D（一种特殊的维生素，人体通过阳光照射可自动生成，但活性较低，需要通过肾脏活化后才能被吸收利用）。

排尿

通过泌尿系统排出细胞代谢产生的尿素等物质。

的几种方式

排便

通过消化系统的一部分排出不能消化的食物残渣和部分细菌。

输尿管

左右两根输尿管分别将左右两肾与膀胱相连，输尿管壁的肌肉会呈波浪状向前收缩，将尿液送入膀胱。

肾脏

肾脏是位于脊柱两侧、形状像豆子一样的器官，左边肾脏的位置会比右边的稍微高一点儿。它们是泌尿系统中最重要的器官。

膀胱

尿液都是一滴一滴产生的，如果也一滴一滴排出，那简直太不方便了，还好有弹性极强、容量巨大的膀胱暂存尿液。

尿道

尿液在膀胱中积累到一定程度后，会通过尿道排出体外。男性与女性的尿道长度也是不同的。

激素有哪些重要作用

你有没有想过人为什么是慢慢长大而不是一下子长大的呢？男性和女性又为什么长得不一样？其实这都离不开激素的帮助，它们悄悄地调节着我们的身体。

甲状腺

内分泌系统

在生活中我们经常听到"内分泌系统"这个词，它到底指什么呢？其实内分泌系统是由能分泌激素（旧称荷尔蒙）的无导管腺体（内分泌腺）组成的，腺体产生的激素会直接进入血液中，通过血液循环被输送到全身上下，调节人体的基本生命活动，比如生长、生殖和代谢等。

偷偷告诉你

内分泌腺的一个突出特点就是没有导管，它们分泌的激素可以直接进入血液。不过，我们的体内可不止它们会分泌激素哦！心脏、胃、肠，甚至皮肤和骨骼也能分泌激素。

巨人症

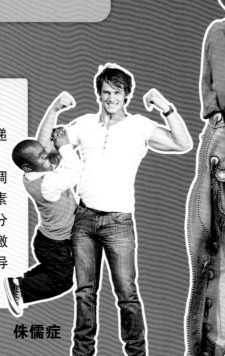

激素平衡的重要性

激素一旦被分泌出来，就会随着血液传递到那些要起作用的细胞处，调节我们的身体。内分泌系统能根据体内的激素水平自动进行调节，但是万一它们出错了，过多或过少的激素都会对我们的身体产生不利影响。比如垂体分泌的生长激素，如果生长期儿童分泌的生长激素过多，就会引起巨人症，而分泌较少则会导致侏儒症。

肾上腺

侏儒症

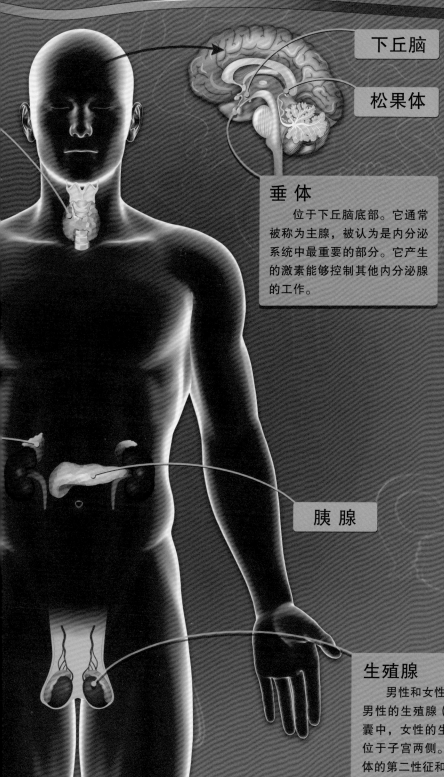

下丘脑

松果体

垂体

　　位于下丘脑底部。它通常被称为主腺，被认为是内分泌系统中最重要的部分。它产生的激素能够控制其他内分泌腺的工作。

胰腺

小个子，大作用

　　你知道吗？被称为主腺的垂体其实并不比一粒豌豆大。别看它小，它可是有大作用呢。垂体分为前叶和后叶，前叶产生受下丘脑调节的激素，如生长激素、促甲状腺激素和促肾上腺皮质激素等；后叶产生的是不受下丘脑控制的激素，如抗利尿激素和催产素等。这些激素都有很重要的作用，比如生长激素能促使细胞分裂，让我们的器官更大、骨骼更长、肌肉更强壮，我们的生长速度都由它来控制。

脂肪的作用

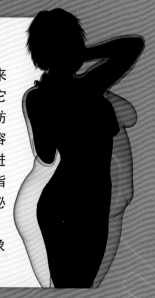

　　我们过去通常认为脂肪主要用来储存和管理能量，最近科学家发现它们可不止这点儿本事！有人认为脂肪可能是一个器官，它可以增加大脑容量，强健骨骼，强化免疫系统，促进伤口愈合，甚至延长我们的寿命。脂肪不是被动堆积的，它可以通过分泌一种叫作瘦素的激素进行自我调节。脂肪的影响力是不是超乎你的想象呢？所以，要记得保持合理的体重！

生殖腺

　　男性和女性的生殖腺不同，男性的生殖腺（睾丸）位于阴囊中，女性的生殖腺（卵巢）位于子宫两侧。生殖腺调节人体的第二性征和生殖功能。

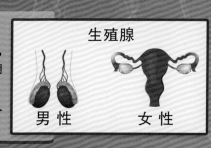

生殖腺

男性　　　女性

人体的反应有多快

人体除了内分泌系统这样缓慢调节的控制系统外，还有另一种传递信息的方式，那就是我们的神经系统。在这条"信息高速公路"的帮助下，人的反应速度可以用毫秒计算。

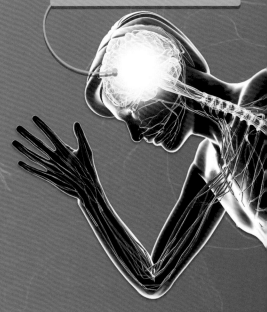

脑

脑是巨大的神经中枢，包括大脑、小脑和脑干等部分，是人体的"总司令部"。

神经系统

神经系统是我们体内最复杂的系统，它和内分泌系统一同控制和调节着我们的生长与活动。神经系统共分为三部分：中枢神经（包括脑和脊髓）、周围神经（包括脑神经和脊神经）和自主神经（又称植物神经）。它们共同构成了一个特殊的细胞网络，神经细胞(神经元)在其中通过电信号传播信息。

坐骨神经

坐骨神经是人体内最长的神经，它的长度大于1米（成人），起于脊髓，止于足部。

脊髓

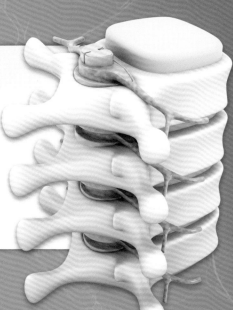

脊髓和脑一同构成了人体的中枢神经，从脑干出发，一直延续到腰部。信息在它们和大部分身体组织之间进行传递。所以，一旦脊髓受伤，就会产生非常严重的后果——身体的局部或多个部位瘫痪。我们的脊髓由脊柱保护，相互交锁的椎骨形成了一条隧道状的管子，专门保障脊髓这条"信息高速公路"！

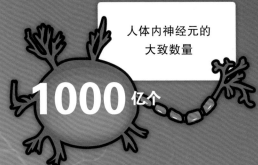

人体内神经元的大致数量

1000亿个

当电信号到达突触时，细胞会释放一些化学物质，这些化学物质穿过突触间隙，刺激下一个神经元。

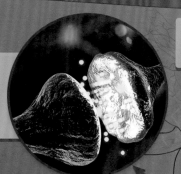

树突：捕捉来自其他神经元的信号。

胞体：神经元的中枢部位。

突触：包含传递神经冲动的化学物质。

轴突：传递冲动的神经纤维。

髓鞘：包裹着轴突的脂质膜，起绝缘作用，80% 由脂肪组成。

神经元

许多负有"专属职责"的细胞都有自己的专属名称，神经细胞也不例外。这些外形有些奇怪的细胞有着既好听又好记的名字——神经元。我们的身体里大约有 1000 亿个神经元，它们借助许多分支很细的纤维（突触）携带和传递电信号，共同组成了身体中活的"导线系统"。

脊 髓

脊髓是一大束神经组织，包含了数以万计的神经细胞。它的长度与整个背部相同。

脑部"运筹帷幄"

来自感官的大部分信号会先被脑部加工，然后根据脑部给出的指示，身体做出相应的反应。

脊髓"先斩后奏"

来自神经末梢的疼痛等信号通过脊髓传递给脑部，脊髓会直接给出躲避疼痛的指令。身体做出反应后，脑部才接收到信号。

神经系统的工作方式

偷偷告诉你

我们知道电灯用电，电脑用电，手机用电……神经系统竟然也用电！电信号能在我们的神经系统中极为迅速地传递。当神经元处于关闭状态时会产生一个电荷（负电），等到信号到达并把它打开时，电荷就会通过这个神经元冲到另一个神经元中了。

电信号在神经元中的传递速度

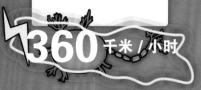

360 千米/小时

自主神经"各尽其责"

无需人体有意识地控制，自主神经可控制一部分人体活动，如心跳、呼吸、眨眼和分泌唾液等。

人体"司令部"

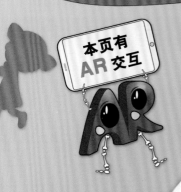

我们脑部的大部分细胞都是神经元，这里是我们身体的"司令部"，是神经系统的控制中心，每时每刻都有无数条信息在这里进行分类、储存和传递。

本页有 AR 交互

认识我们的脑部

你知道吗？我们的脑部被安全地"锁"在颅骨中，是全身最脆弱的部位之一。它只占我们体重的 2%，但需要消耗人体摄入的氧气的 20%！脑部可分为大脑、小脑和脑干等部分，其中大脑的表面布满褶皱，我们称之为大脑皮质或灰质，是处理信息的主要部位。

脑袋大的人更聪明吗

1932 年，一位法国学者发现伟大的动物学家居维叶的大脑比一般人的要重 400 多克，于是"脑大聪明"的说法随之传开。不过现在大多数科学家则认为脑的大小和一个人的聪明程度没有必然的联系，毕竟伟大的爱因斯坦的脑部也像普通人那样只有 1230 克。所以，"大头宝宝"不一定更聪明。为了变聪明，还是应该勤动脑多思考哦！

顶 叶

顶叶能处理触摸、温度、疼痛、声音以及有关物体和环境的视觉信息，帮助我们理解形状、大小、质地和方向等。

枕 叶

枕叶包含主要的视觉处理中心以及帮助我们识别物体和理解书面文字意思的部位。

小 脑

小脑位于脑的基底部位，在脑干的后方，主要协调运动和平衡。小脑和大脑上都存在脑沟（脑表面凹下去的地方）和脑回（脑表面凸起来的地方）。

偷偷告诉你

你有没有听说过梦游呢？有些人睡着后会起床做一些活动，此时眼睛是睁开的，但他们仍处于昏睡状态。他们真正醒来时却完全不记得自己做过什么，这种情况就叫作梦游。其实，梦游发生在深度睡眠阶段，和做梦并没有关系。

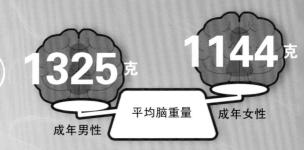

1325克 成年男性

平均脑重量

1144克 成年女性

额叶

额叶能控制运动，并且在讲话、制订计划、解决问题、社会和情感行为、自我意识以及自我控制等方面起重要作用。

颞叶

颞（niè）叶负责记忆有关的事实和事件，它对听觉来说非常重要，能帮助我们理解听到的声音和语言。

神奇的记忆

你的记忆力怎么样呢？有时我们能记住一篇很长的文章、一年前走过的路，但有时连前天晚上吃过什么都不记得了。这是怎么回事呢？原来我们的记忆分为瞬时记忆、短时记忆和长时记忆三种。瞬时记忆转眼就忘；长时记忆可维持1分钟以上，甚至保持一生；短时记忆则位于二者之间，一般可以记住5~9个信息单位，如不经复述，在1分钟之内就会衰退或消失。

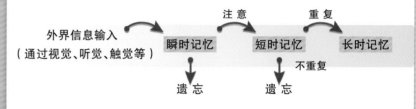

外界信息输入（通过视觉、听觉、触觉等）→ 瞬时记忆 →（注意）短时记忆 →（重复）长时记忆

不重复

瞬时记忆 ↓ 遗忘　短时记忆 ↓ 遗忘

脑干

脑干负责控制那些无需有意识控制的基本功能，如呼吸、心跳和消化等。它将脑部与脊髓连接起来。

睡眠周期

你闭上眼睛，一觉睡到天亮，大脑却没有停止工作，它一直在利用睡眠时间储存白天收集到的信息。我们的睡眠往往分为多个周期，每个周期又有5个阶段，梦会出现在一个被称为"快速眼动睡眠"的阶段。

第二阶段

此时进入浅睡阶段，你的体温会下降，心率会减慢。

第三阶段

介于浅睡和深睡之间，一种熟睡时才出现的慢波——δ波出现了。

第四阶段

现在进入深度睡眠阶段了，δ波开始占据主导地位，你的生命体征（如呼吸、心跳和体温等）降到最低。

第一阶段

这是清醒和睡眠的过渡阶段，是睡眠周期中睡得最浅的状态。此时昏昏欲睡的你如果被人打扰，则会很快清醒过来。

快速眼动睡眠阶段

这一阶段你的眼球会在眼睑下快速转动，并且开始做梦，生命体征开始回升。

进入新一轮循环

醒来

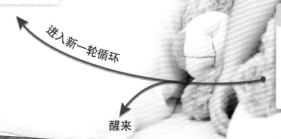

"心灵的窗户"

人们常说眼睛是心灵的窗户，我们通过眼睛去观察世界，天亮了，花开了，小草绿了……那么，眼睛为什么能看到东西呢？为什么有人是近视眼呢？

本页有 AR 交互

视觉的产生

眼睛是人体内最复杂的器官之一，我们对外部世界的了解大多源于视觉。照射到物体上的光反射到角膜，经过瞳孔、晶状体等到达视网膜，最后通过视神经传递到大脑。经过大脑的处理后，我们就能在触碰到一个物体之前知道它的大小、质感、颜色和位置等信息。

映射到视网膜上的图像是上下颠倒的，经过大脑处理后形成直立的图像。

眼肌

视神经

视网膜

巩膜

三维图像

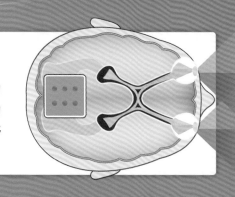

你知道吗？眼睛的位置对我们观察世界有很重要的影响。人类的眼睛位于头部前端，当我们看东西的时候，两只眼睛会从略微不同的角度去观察，所以形成的影像也会有所不同，但因为左右两眼的视野部分重合，所以大脑就能感知到三维图像了！

晶状体

角膜

虹膜

瞳孔

各种颜色的眼睛

　　世界上有各种颜色的眼睛，瞳色和肤色一样主要取决于其中黑色素的含量。虹膜中黑色素的含量越高，瞳色就越深，反之则越浅。虽然黑色素只影响虹膜本身颜色的深浅，但当光线射入眼中时，通过虹膜的折射，我们就能见到黑色、棕色、琥珀色、蓝色、绿色、灰色甚至紫色的眼睛。

什么时候能看见

　　只有光线进入眼睛时我们才能看见东西，这也就是为什么在漆黑的夜里"伸手不见五指"。其实不仅如此，我们刚出生的时候也看不清东西，后来随着光线的不断刺激，才逐渐形成了正常视力。所以，我们小时候都是近视眼，不过为了防止长大后近视，现在就要好好保护视力哦！

视力问题

　　视力不好是让很多人头疼的大问题，你的视力怎么样？你知道哪些常见的视力问题吗？

近视

　　近视的人由于晶状体变凸，成像位置在视网膜前面，所以难以看清远处的物体，可佩戴凹透镜进行矫正。

远视

　　远视的人由于晶状体变扁，成像位置在视网膜后面，所以难以看清近处的物体，可佩戴带凸透镜进行矫正。

散光

　　散光是指角膜的曲面有些凹凸不平或厚薄不均，光线不能在视网膜上呈现清晰完整的图像。

色盲

　　色盲是一种遗传性视力问题，男性患者居多。患有色盲的人无法分清部分或全部颜色。

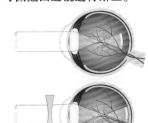

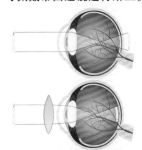

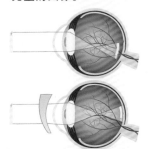

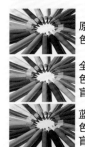

原色　红色盲

全色盲　红色弱

蓝色盲　绿色盲

听见这世界

小鸟叽叽喳喳的叫声、树叶的沙沙声、汽车的轰鸣声、朋友们的欢笑声……生活中有这么多声音，多亏耳朵帮忙，我们才能听到它们！

耳郭

外耳道

演唱会现场
110~120

喧闹的
公共场所
70

近距离的
冰箱
50

单位：
分贝

90~100
电锯工作
时的声音

120 以上
飞机起飞

20~30
低声细语

0~10
正常呼吸
的声音

通过耳朵听见世界

通过耳朵，我们就可以用语言和其他方式（如音乐等）获取信息、相互交流了。一阵清脆的鸟叫声从窗外传入，你的耳朵接收到声音后，立刻就记录了它的音高、音调、音色以及传播方向。大脑接收到这些信息并分析后，你就能知道是窗外的小鸟在叫而不是桌旁的小猫在叫了。

听觉的产生过程

第一步
声音被耳郭捕获，通过外耳道进入内耳。

第二步
声波带动鼓膜振动，将振动向内传递。

听小骨

耳 蜗

耳蜗神经

鼓 膜

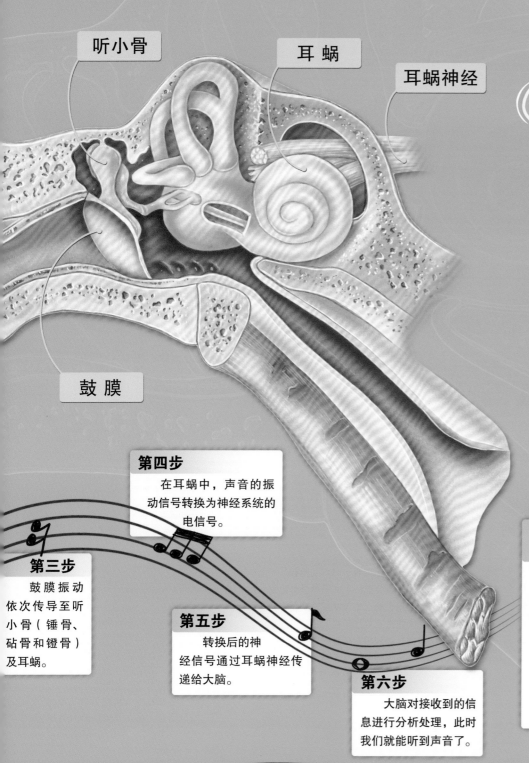

偷偷告诉你

我们通常称为耳屎、耳垢的物质在医学上称为耵聍，它是由耳朵里的耵聍腺分泌出的水样、油样物质以及耳内脱落下来的死细胞混合组成的。它对耳朵可是很有好处的，不仅能防止病菌滋生、虫子进入，还能防水，缓解气浪、声波的冲击！

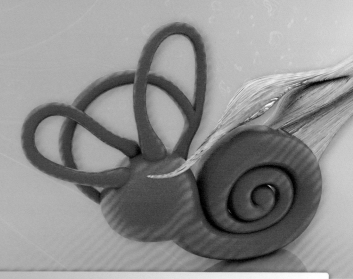

第四步

在耳蜗中，声音的振动信号转换为神经系统的电信号。

第三步

鼓膜振动依次传导至听小骨（锤骨、砧骨和镫骨）及耳蜗。

第五步

转换后的神经信号通过耳蜗神经传递给大脑。

第六步

大脑对接收到的信息进行分析处理，此时我们就能听到声音了。

平衡小能手

　　耳朵不仅能帮助我们获取外界的声音信息，在保持身体平衡方面也是必不可少的！我们的动态和静态平衡主要靠内耳维持。耳蜗的上方有 3 个中空的、呈螺旋状的结构，称之为半规管。半规管内部有一层凝胶状膜和许多纤毛，你运动时凝胶状膜会一同运动，纤毛则将运动的方向和速度等信息传递给脑部，使脑部发出相应指令，以保持身体平衡。

你喜欢什么味道

我们用鼻子闻味道，用嘴巴吃东西，嗅觉和味觉也总是相伴相随。
妈妈刚做好晚饭，你忍不住赞叹一句："哇，实在太香了！"

30天 鼻腔中嗅细胞的平均寿命

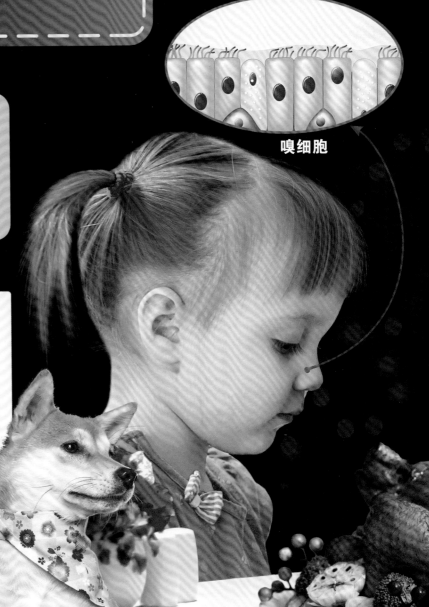

嗅细胞

鼻子和嗅觉

鼻子不仅在呼吸过程中起重要作用，在感受空气中的气味时也具有重要的作用。在我们的鼻腔深处分布着大约 2500 万个嗅细胞，它们更新换代的速度很快。有了它们的存在，我们就能感知到空气中的气味了。经过大脑分析，我们甚至可以分辨出 1 万多种气味！

鼻子很脆弱

很多人喜欢抠鼻子，其实这是很不安全的。抠鼻子很容易造成鼻出血和鼻腔感染，严重时甚至可能会影响到脑组织。所以，清理鼻子的时候可不能使劲抠。应该借助洗鼻器，用生理盐水或清水进行清理。鼻子突出于面部，很容易受到各种外力的打击。所以，鼻子其实很脆弱，记得温柔地对待它哦！

虽然我们一般认为人类的嗅觉比其他感官要灵敏 1 万倍以上，不过许多其他动物的嗅觉更加灵敏。

偷偷告诉你

我们常说的五味是酸、甜、苦、辣和咸，但其实辣并不是一种味道！我们之所以觉得辣椒辣，是因为辣椒里含有一种叫作辣椒素的物质，它能触发我们舌头上感知痛觉的感受器，于是我们就会觉得"火辣辣"了。

五味俱全

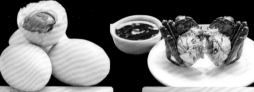

甜味

甜味通常代表食物富含能量。

咸味

咸味使人能够摄入适量的电解质，以保持体内的水盐平衡。

鲜味

鲜味代表富含蛋白质的食物，它是指蛋白质分解后形成的氨基酸的味道。

酸味和苦味

酸味和苦味则提示可能具有毒性或潜在有害的化学物质。

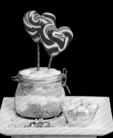

味蕾

牙齿虽小，但力量大

我们的口腔中还有一个非常重要的部分，那就是牙齿。我们五官端正、能够进食、吐字清楚……这些都离不开它们的帮助。虽然牙齿看起来很像骨骼，但它们并不是骨骼。牙齿是人体内最坚硬的部分。在6岁左右，我们会换牙，新长出来的牙齿称为恒牙，它们会陪伴我们接下来的人生。记得好好保护它们！

嘴巴和味觉

我们主要的味觉感知部位是舌头，舌头上面布满了味蕾。食物溶解在唾液里，并通过味蕾顶部的味孔进入味蕾，经过味毛，最终传递给大脑，这样我们就能区分出不同的味道。虽然舌面上有5000~12000个味蕾，但我们能感受到的只有甜味、鲜味、苦味、酸味和咸味这5种基本的味道！

皮肤和触觉

面包是热热的，桌子是硬硬的，猫咪和狗是毛茸茸的……我们为什么有这么多不同的感觉呢？这都得益于我们皮肤中的触觉感受器。

成年人皮肤占全身重量的百分比

10%

接触

温度

压力

偷偷告诉你

一般情况下，无论哪里受伤了，触觉感受器都会尽职地向大脑报告"这里疼痛"，不过大脑本身没有触觉感受器，所以大脑不会感觉到疼痛。为了防止伤害到正常的脑细胞，在一些开颅手术中，医生甚至还会叫醒患者。

表皮

表皮是皮肤中最薄的一层，具有不透水、抗磨损的特点。它的上部是角质层。

真皮

真皮位于表皮之下，比表皮厚，它含有许多触觉感受器。

触觉有几种

人体的大部分感觉只涉及个别器官，但触觉可以遍布全身，这在很大程度上得益于我们的皮肤。皮肤是人体内最大的器官，不仅可以保护我们的身体，皮肤里面不同类型的触觉感受器还可以帮我们认识世界。我们至少有 6 种类型的触觉感应器，它们帮助我们感受接触、压力和温度等。

皮下脂肪

由脂肪组织构成，能储存能量，起到绝热、缓冲作用。

认识我们的皮肤

皮肤包裹着我们的整个身体，保护着我们的肌肉、血管、骨骼、神经和内脏，眼睑、脚底、嘴唇和手掌是人体中为数不多的不长毛发的地方。皮肤最薄处位于眼睑，最厚的地方则在脚底，但并不是皮肤越薄触觉就越灵敏。我们身上触觉最灵敏的部分是嘴唇和手。

游离神经末梢

感受冷、热、疼痛和轻触的刺激。

迈斯纳小体

也称触觉小体，负责感知精细的触碰。

梅克尔细胞

数量很少，可以感知压力。

鲁菲尼小体

位于皮肤和韧带深处，能感受皮肤受到牵拉时的刺激。

克劳泽终球

可能是负责感受冷的触觉感受器。

帕奇尼小体

也称环层小体，对压力和振动感觉灵敏。

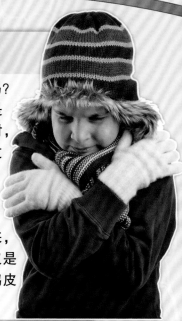

"鸡皮疙瘩"

你听说过"鸡皮疙瘩"吗？虽然不是很舒服，但这其实是皮肤在保护我们。天气炎热时，皮肤中的血管就会舒张，散发多余的热量，让我们感到凉爽；而天气寒冷时，血管和肌肉则会收缩，防止热量散失，收缩的肌肉使毛发立起来，从而产生"鸡皮疙瘩"。不仅是寒冷，恐惧也可能会引发"鸡皮疙瘩"。

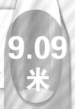

目前人类指甲的最长长度（62年未剪）。

9.09
米

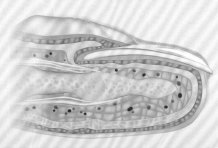

指 甲

指甲是一种"改良版"的皮肤，主要是为了保护指尖和趾尖。它们由一种叫作甲母质的细胞发育而成，会一直生长。等生长到我们的体外时，甲母质细胞就会凋亡，所以我们剪指甲的时候并不会觉得疼。

人为什么会变老

我们每天都在成长，身体越来越强壮，但到了一定的年龄后，衰老也会随之而来，不可避免。这是生命周期的自然规律，那么我们为什么会衰老和死亡呢？

珍惜当下

衰老不可避免，死亡也终将到来，也许现在看起来它们离你好像还很遥远，但对一些人来说它们已经无法抗拒了。

生命周期

在我们的生命历程中，前 16 年左右都是身体器官和组织快速生长的时期。我们的器官会变得更大，骨骼会变得更长，大脑不断发展，体能也逐渐增强。到了 20 岁左右，我们的生长发育趋于平稳，各方面的状态都很好。到了 30 岁左右，各项功能开始下降，衰老的速度会随着年龄的增长而不断加快，最终在某个节点走向死亡。

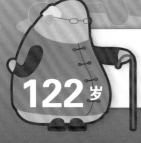

122 岁

人类寿命的
最长纪录